ASSURANCE

CONTRE LA MORT

APPARENTE

SÉANCE DU SÉNAT

DU 27 FÉVRIER 1866.

PARIS
IMPRIMERIE JOUAUST
338, RUE SAINT-HONORÉ

1866

ASSURANCE CONTRE LA MORT

APPARENTE

« Chacun de nous, disait récemment au Sénat M. le vicomte de la Guéronnière dans une discussion dont nous parlerons bientôt, chacun de nous a senti sa compassion s'émouvoir à cette pensée qu'il pouvait arriver qu'un homme fût cloué vivant dans un cercueil. La raison se trouble à l'idée de cette lutte horrible d'un malheureux qui se réveille enseveli, qui renaît un instant à la vie pour succomber dans les terreurs du supplice le plus affreux qu'ait jamais enfanté la plus cruelle barbarie. La tombe nous a redit l'épouvante de ces drames monstrueux : en fouillant d'anciens cimetières, on a trouvé enfermés dans les cercueils des squelettes aux attitudes désespérées; leurs membres horriblement contractés trahissaient la révolte suprême de la vie, l'angoisse d'une effrayante agonie, dont pas un cri, pas un gémissement, n'avait pu être entendu des vivants. »

Sans doute ces déplorables erreurs deviennent, grâce à la vigilance de l'administration, de moins en moins fréquentes ; mais fussent-elles plus rares encore, qu'il n'y en aurait pas moins là un danger bien fait pour alarmer la conscience publique et solliciter l'attention des gouvernants. Aussi voyons-nous cette question des inhumations précipitées revenir périodiquement à l'ordre du jour.

Ce fut une des premières préoccupations du Gouvernement de Juillet, qui ordonna une enquête ; mais tout se borna à un rapport, dont les conclusions étaient, en résumé, qu'il y avait quelque chose à faire pour rassurer de très-justes alarmes.

Depuis lors les réclamations n'ont pas cessé, et des voix nombreuses se sont élevées pour que l'enquête interrompue en 1832 fût reprise et continuée jusqu'à solution.

La question fut déférée une première fois au Sénat en 1863, par deux pétitions simultanées. L'une n'était, selon l'expression de son auteur, qu'un cri d'alarme. L'autre, écrite sous l'empire de la terreur que l'idée seule d'être enterré vivant inspirait au pétitionnaire, terreur qu'il ne savait comment qualifier, non plus que l'indifférence dans laquelle chacun vivait à ce sujet, se résumait en un projet impraticable. La commission chargée d'examiner ces pétitions eût donc pu se croire autorisée à proposer l'ordre du jour ; mais elle pensa que cette question exigeait impérieusement qu'on s'en occupât, ne fût-ce que pour donner satisfaction à l'opinion ; que, quoi qu'il en fût de l'extrême rareté, non des morts apparentes, mais des inhumations précipitées, ce qu'il ne faut pas confondre, il suffisait que de tristes faits se fussent déjà produits pour que l'on pût croire à la possibilité de leur retour; qu'il était par conséquent du devoir de l'administration, secondée par la science, d'aller au devant du doute en pareille matière.

« A la science, disait le rapporteur, l'honorable M. Le Roy de Saint-Arnaud, à la science le soin, non d'ouvrir des recueils à l'énumération rajeunie de cas plus ou moins légendaires de morts apparentes, mais de poursuivre avec un zèle soutenu la recherche des procédés les moins infidèles à caractériser la cessation de la vie.

« A l'administration le devoir d'encourager la science dans ses investigations, et de dépasser, au besoin, dans l'observation surveillée des constatations et des délais, les indications de la science.

« Puisqu'il est reconnu que la mort ne dit son dernier mo qu'avec lenteur, qu'elle fait parfois attendre les marques visibles de sa présence, il faut que le redoublement de vigilance, toujours plus difficile à exercer dans les campagnes que dans les villes, éloigne toute crainte, si peu justifiée qu'elle soit, de voir livrer à la terre des corps non privés de vie. »

Les pétitions furent en conséquence renvoyées au ministre de l'intérieur, et ce renvoi donna lieu à une circulaire qui recommandait aux préfets, de la façon la plus énergique, l'exécution stricte et rigoureuse des prescriptions de la loi en matière d'inhumations.

Cependant, moins de deux années après, d'autres pétitionnaires réclamaient de nouveau l'intervention du Sénat pour obtenir, contre un danger qu'ils regardaient comme le plus grand de tous, des garanties plus efficaces Cette fois, l'illustre assemblée, ne pensant pas pouvoir faire plus qu'elle n'avait fait en 1863, ni demander davantage au Gouvernement, passa à l'ordre du jour.

Mais la question se représenta devant elle dès la session suivante, et elle donna lieu, dans la séance du 27 février 1866, à une discussion dont le retentissement n'est pas encore éteint, et sur laquelle nous croyons devoir insister, en raison de son importance.

Un pétitionnaire demandait que le délai de vingt-quatre heures qui doit séparer le décès de l'inhumation fût doublé; que dans chaque sacristie fût déposé un appareil électrique de Rhumkoff, dont le maniement serait enseigné aux curés et aux desservants des succursales, et qui servirait à soumettre le défunt, avant sa translation au cimetière, à la dernière et puissante épreuve des commotions électriques.

La commission repoussait la première des mesures proposées, comme préjudiciable à la santé publique. Le pétitionnaire, il est vrai, était allé au devant de cette objection en proposant de créer dans chaque commune un caveau commun, où les morts, comme cela se pratique déjà dans une partie de l'Allemagne, seraient déposés en attendant que l'expiration du délai permît de les inhumer. Mais la commission ne pensait pas qu'il y eût lieu de s'arrêter à un pareil projet, qu'elle considérait comme contraire à nos mœurs, dont l'application ferait violence aux sentiments d'affection et de respect que chacun de nous éprouve pour les morts qu'il pleure, dont le cœur repousse la pensée avant que la raison en puisse apprécier la valeur pratique. « Qui voudrait se séparer de ceux qu'il a aimés autrement que pour les accompagner à l'église, où la prière du prêtre appelle sur eux la clémence de Dieu, et les suivre jusqu'au bord de la fosse qui va recevoir leurs chères dépouilles? s'écriait l'éloquent rapporteur, M. le vicomte de la Guéronnière. Ce caveau commun serait aussi un caveau public; la curiosité indifférente pourrait y troubler le recueillement des deuils de famille. Il faut savoir respecter la pudeur des larmes; les grandes douleurs ont besoin de solitude. »

Quant aux épreuves électriques, que l'on demandait au Sénat d'élever à la hauteur d'une institution, la commission ne croyait pas qu'elles dussent être une nouvelle occasion de sacrifier à ce besoin de réglementation immodérée que l'on a si souvent reproché à notre esprit national; on devait laisser à l'initiative privée le soin de les appliquer, dans les circonstances bien peu nombreuses, du reste, où l'intervention de l'électricité pourrait être nécessaire pour confirmer un décès, pour faire taire les doutes du médecin et briser le frêle rameau où se retenait encore l'espérance d'une famille.

En résumé, la commission, rappelant le vote du 6 mars 1865, proposait de prononcer la même décision et de passer à l'ordre du jour. A ses yeux, tout ce que la prudence conseille, tout ce que l'humanité exige, se trouvait tout à la fois dans la loi et dans la pratique administrative.

Cette proposition fut vivement combattue par plusieurs orateurs, notamment par le cardinal Donnet, qui fit du danger des inhumations précipitées un tableau si saisissant, que nous ne croyons pouvoir mieux faire que de le reproduire textuellement.

« J'ai acquis, dit Son Éminence, la conviction, par des faits incontestables, que les victimes des inhumations précipitées sont plus nombreuses qu'on ne le pense communément. Or, y a-t-il rien de plus horrible que de mourir en imputant sa mort au peu de vigilance et à l'imprévoyante précipitation de ceux qu'on appelait, quelques heures avant, des plus doux noms qu'on puisse se donner ici-bas?

« Je sais que la loi a prescrit en cette matière des précautions, a posé des règles pleines de sagesse, comme vient de le rappeler éloquemment notre honorable rapporteur; mais ces règles sont-elles observées? Si vous saviez, messieurs, le peu d'importance qu'on y attache quelquefois, surtout dans les campagnes, vous seriez effrayés. J'ai empêché, pour ma part, deux inhumations d'êtres vivants dans le village que j'ai desservi au début de ma carrière pastorale. La première était un vieillard, qui vécut douze heures de plus que ne l'avait permis le billet délivré par l'officier civil; le second revint tout à fait à la vie : on avait pris, comme en tant d'autres circonstances, un état léthargique prolongé pour la mort elle-même. Plus tard, c'était à Bordeaux, une fille unique, portant un des noms les plus connus de la contrée, achevait ce qu'on croyait être son agonie ; on avait éloigné le père et la mère de ce spectacle déchirant. Dieu voulut que, passant devant cette demeure désolée, j'eusse la pensée d'y entrer et de prendre des nouvelles de la jeune personne. Au moment où j'arrivais, une garde, n'entendant plus respirer la malade, s'apprêtait à couvrir son visage. Il y avait bien là les apparences de la mort. Toutefois la chose ne me parut pas aussi certaine qu'aux personnes qui nous entouraient. Élevant donc la voix, je dis à la malade d'espérer, que je venais la guérir, et que j'allais prier quelques instants auprès d'elle. « Vous ne me voyez pas, continuai-je, mais vous m'entendez. » Mes pressentiments ne m'avaient pas trompé; les paroles d'espérance que je venais de faire arriver à son oreille opérèrent une révolution heureuse, ou plutôt réveillèrent la vie prête à disparaître. L'enfant, devenue épouse et mère, fait aujourd'hui le bonheur de deux respectables familles.

« Un de nos illustres collègues, à l'occasion précisément de la pétition dont on fait le rapport en ce moment, me disait, en montant l'escalier du Luxembourg, que dans une des villes de la Hongrie, où il se trouvait en 1831, au moment où éclatait le choléra, il vit emporter, pour être inhumé dans peu d'instants, un des plus grands personnages de la Transylvanie. La femme du prétendu défunt obtint, après de vives instances, l'autorisation de veiller pieusement une partie de la nuit prés de son époux. Quelques heures s'écoulent, un bruit se fait entendre. Celui qu'on croyait mort venait d'ouvrir les yeux, il remuait les bras, s'agitait sur sa couche. Là encore il ne s'agissait que d'un état léthargique trop facilement confondu avec la dernière heure. J'ajoute que dans ma conviction celles des maisons qui sont ouvertes aux étrangers à toutes les heures du jour et de la nuit sont plus souvent qu'on ne le pense le théâtre de ces erreurs déplorables, qui font sacrifier, sans qu'on s'en rende compte, la vie de quelques voyageurs au désir de se débarrasser le plus tôt possible d'une présence incommode et effrayante.

« Je citerai encore, messieurs, si vous le permettez, un dernier fait. En 1826, par une des journées les plus chaudes et dans une église entièrement pleine, un jeune prêtre fut pris en chaire d'un étourdissement subit; la parole expira sur ses lèvres; il s'affaissa sur lui-même. On l'emporta, et quelques heures après on tintait son glas funèbre. Il ne voyait pas, mais, comme l'enfant dont je parlais tout à l'heure, il entendait, et tout ce qui arrivait à ses oreilles n'était pas de nature à le rassurer. Le médecin déclara qu'il était mort, et, après s'être enquis de son âge, du lieu de sa naissance, il fit donner le permis d'inhumation pour le lendemain. Le vénérable évêque dans la cathédrale de qui prêchait le jeune prêtre était venu au pied de son lit réciter un *De profundis*. Déjà avaient été prises les dimensions du cercueil, la nuit approchait, et chacun comprend les inexprimables angoisses d'un être vivant dans une pareille situation. Enfin, au milieu de tant de voix qui résonnent autour de lui, il en distingue une dont les accents lui sont connus : c'est la voix d'un ami d'enfance. Elle produit un effet merveilleux et provoque un effort surhumain. Le prédicateur reparaissait le lendemain dans sa chaire. Il est aujourd'hui, messieurs, au milieu de vous (sensation), vous priant, après quarante ans écoulés depuis cet événement, de demander aux dépositaires du pouvoir non-seulement de veiller à ce que les prescriptions légales qui regardent les inhumations soient strictement observées, mais à en formuler de nouvelles pour prévenir d'irréparables malheurs. »

Est-il besoin de dire la profonde sensation que causa

ce récit, fait d'une façon si simple, et, au fond, si émouvant? M. le vicomte de Barral en corrobora l'effet en citant deux faits analogues, qui étaient à sa connaissance personnelle. L'un s'était passé dans l'Indre, l'autre dans l'Isère. Dans le département de l'Isère, à Voiron, un charpentier employé par l'honorable sénateur avait été mis vivant dans la fosse; heureusement il était sorti de sa léthargie avant que le cercueil eût été recouvert de terre. Dans l'Indre, c'est une institutrice qui avait été enterrée vivante. La fosse était voisine du presbytère. Au milieu de la nuit on entend des cris lamentables. On déterre la malheureuse fille, mais elle expire lorsque la fosse est ouverte.

A ces faits si déplorables, M. Tourangin vint encore en ajouter un, non moins douloureux, bien que, par un rare bonheur, les conséquences n'en eussent pas été mortelles, et qu'il prenait, dit-il, entre plusieurs autres, dans la classe de la société qui a le plus de respect pour ses morts.

« Une jeune femme était très-malade. Le médecin de la famille la croit morte ; cependant il fait appeler trois autres honorables médecins pour constater le décès. On fait les expériences les plus énergiques, les plus cruelles, pour s'assurer si la mort apparente était réelle. Enfin, au bout de trente heures, aucun signe de vie n'apparaissant après ces épreuves, on décide que la morte sera mise dans le cercueil. Une sœur se jette aux genoux des médecins, et avec insistance supplie qu'on lui laisse sa sœur encore quelques heures. Au bout de quelques heures la morte était vivante; elle a été soignée pendant trois mois pour les plaies qu'on lui avait faites aux jambes et à différentes autres parties du corps pour constater sa mort. Je cite un fait, et il y en a bien d'autres connus, et beaucoup d'inconnus malheureusement.....

« Si des faits semblables peuvent avoir lieu quand la loi est exécutée, ajoutait l'honorable sénateur, que doit-il arriver quand elle ne l'est pas?

« Oui, la loi est exécutée dans une certaine partie de la société. On y garde les morts plus de vingt-quatre heures en général, au moins vingt-quatre heures; mais, dans la masse de la population, que fait-on? Sans doute l'officier de l'état civil est obligé de donner un permis d'enterrement... Mais savez vous ce qui arrive, messieurs? On fait une déclaration de décès à l'officier de l'état civil... Mais dans les campagnes, — car je parle des campagnes, et c'est là que sont les habitants les plus nombreux; — pour ces pauvres gens qui sont obligés de vivre, de manger, de coucher avec le mort dans la même chambre, croyez-vous que, malgré leur piété, cette compagnie ne soit pas très-pénible et très-incommode? Oui, ils vont quelquefois déclarer que le décès a eu lieu à telle heure, tandis qu'il n'est arrivé que cinq ou six heures après. (C'est vrai! c'est vrai!) On dit : Mais les hommes de l'art?... Oui, dans vos familles, le médecin de confiance est là; il ne se contente pas de son propre témoignage, il appelle ses confrères, c'est vrai; mais dans les campagnes beaucoup de gens meurent sans le secours de l'homme de l'art. (Marques d'assentiment.) Quand l'homme de l'art, appelé une fois ou deux, apprend, chemin faisant, que son malade est mort, il tourne bride et s'en va.

« Donc, pour la plus grande majorité des citoyens, les garanties de la loi n'existent pas efficacement. »

Qu'ajouter à de pareils faits? Ils sont, certes, assez éloquents pour se passer de commentaires, et l'on comprend qu'en présence d'aussi effroyables éventualités le Sénat ait refusé de se ranger aux conclusions de la Commission venant dire qu'il n'y avait rien de mieux à faire que ce qui se faisait.

« Les prescriptions de l'article 77 du Code Napoléon, disait en concluant l'éloquent rapporteur, exigent que l'inhumation n'ait lieu que vingt-quatre heures après la déclaration de mort faite devant l'officier de l'état civil. Or, quand l'autorité intervient, ce n'est pas, dans la plupart des cas, pour veiller à ce que le délai de vingt-quatre heures soit observé; c'est pour veiller presque toujours à ce qu'il ne soit pas dépassé, car c'est un moment terrible que celui où il faut se séparer de ces chères dépouilles, qui sont la dernière et suprême image des affections perdues. Oh oui, c'est là une douleur poignante! (Mouvement) Oui, messieurs, je le répète, l'intervention de l'autorité est bien rarement nécessaire pour empêcher que le mort ne sorte trop vite de la maison funèbre, qui est son dernier asile; quand elle se produit, c'est pour opposer l'intérêt supérieur de la sécurité publique aux sentiments les plus intimes du cœur, et pour arracher les restes qui ne sont plus à la tendresse de sa famille.

« Que voulez-vous donc faire de plus? s'écriait l'honorable sénateur. Après le renvoi au Gouvernement prononcé en 1863, après la circulaire ministérielle de 1864, après l'ordre du jour voté par le Sénat en 1865, il faut s'en rapporter à *la sagesse de la loi, à la vigilance de l'administration, à la piété des familles!...* »

Oui, sans doute, la loi est sage, l'administration

veille, et, en général, la piété des familles ne fait pas défaut. On vient de voir cependant quelles déplorables erreurs étaient encore possibles, malgré toutes ces garanties. Ah! le rapporteur de 1863 répondait bien mieux au sentiment public quand, cédant à l'évidence des faits, il faisait appel à la fois à la science et à l'administration. M. de La Guéronnière, du reste, n'entendait pas fermer absolument la porte au progrès : « *S'il y avait*, disait-il en terminant, *quelque chose de possible et de pratique*, nous serions tous unanimes à l'adopter. »

Eh bien, dirons-nous à l'honorable rapporteur, au Sénat, au Gouvernement, auquel les pétitions ont été renvoyées pour qu'il eût à aviser; eh bien oui, il y a quelque chose de possible et de pratique, quelque chose d'infaillible même, quelque chose qui a pour soi quinze années d'expériences et les témoignages les plus irrécusables; il y a une préparation connue sous notre nom, une mixture qu'il suffit de placer dans l'intérieur du cercueil, entre le corps et le drap mortuaire, pour arrêter la décomposition, pour donner à la mort le temps de manifester ses signes certains.

Voici, en substance, ce qu'écrivait dès 1854, sur cette invention, qui a rendu déjà d'immenses services et qui n'attend pour en rendre de plus grands encore que le concours de l'autorité supérieure, un homme dont personne ne contestera la compétence, le docteur Luppi, de Lyon, dans une brochure extraite de la *Gazette médicale de Lyon*, sous ce titre : *De l'emploi de la mixture Falcony pour la conservation temporaire des cadavres et la solution du problème des inhumations;* et ce que répétait après lui, avec non moins d'autorité, M. l'abbé Moigno, dans le *Cosmos* du 11 août 1854 :

« Il est rigoureusement démontré aujourd'hui que parmi les innombrables cas de mort réelle il y a quelquefois des cas de mort apparente; que la loi qui ordonne l'inhumation après vingt-quatre heures a été souvent homicide; que des personnes réputées mortes sont revenues à la vie; que des infortunés ont été enterrés vivants; qu'on ne peut pas fixer un temps pour le retour à la vie; que le seul caractère infaillible de la mort est la décomposition cadavérique; que cette décomposition est souvent immédiate, mais qu'elle peut aussi ne se manifester qu'après plusieurs jours; qu'il faut, par conséquent, veiller avec attention sur le lit funèbre, conserver assez longtemps le cadavre, et ne l'enterrer qu'après l'apparition de la décomposition caractéristique du trépas, surtout dans certains cas particuliers.

« Si, en effet, la plupart des maladies aboutissent à une mort réelle, il en est beaucoup qui se terminent par une mort apparente. Règle générale, toutes les fois que, dans une maladie quelconque, le système nerveux sera particulièrement affecté, ou, en d'autres termes, les symptômes nerveux prédomineront, la vie pourra se suspendre d'une manière plus ou moins complète, jusqu'à faire croire à une mort réelle. Une telle terminaison sera bien plus à craindre si la maladie a pour point de départ une lésion primitive du système nerveux, et particulièrement si cette lésion est de nature dynamique. L'apoplexie, la catalepsie, l'extase, les convulsions épileptiformes, l'hystérie, la lipothymie, l'asphyxie, surtout par immersion, l'ivresse, la congélation, les effets anesthésiques de quelques substances, certaines blessures, le tétanos, la commotion d'une partie quelconque de l'os cérébro-spinal, les affections comateuses et léthargiques, les accouchements longs et difficiles, constituent surtout des maladies directes ou indirectes du système nerveux, qui se terminent tantôt par la mort réelle, tantôt par la mort apparente. Dans toutes ces circonstances, les précautions ne sauraient être trop minutieuses, et, entre autres, il ne faut pas oublier celle d'attendre les taches de décomposition avant de se décider à l'enterrement.

« C'est surtout dans les moments de graves épidémies ou de fléaux contagieux que la conservation des cadavres serait indispensable, car l'histoire nous apprend que les cas de résurrection dans le cercueil se présentent surtout aux époques des maladies contagieuses ou épidémiques; et cependant c'est dans ces circonstances mêmes que la crainte des miasmes nous expose le plus souvent à commettre des erreurs dangereuses.

« Mais quel moyen adopter pour éviter les méprises, tout en donnant satisfaction aux exigences impérieuses de l'hygiène publique? La conservation temporaire dans les demeures privées ou dans les obituaires publics aurait des inconvénients excessivement graves, si, par l'emploi de substances désinfectantes et conservatrices, on ne s'opposait pas efficacement à l'invasion des miasmes cadavériques et putrides. Le remède serait alors pire que le mal; pour défendre une mort apparente possible des horreurs du sépulcre, on multiplierait les morts réelles, surtout dans les moments d'épidémie, où les exhalaisons des cadavres concourent à propager la contagion.

« Le but qu'il faut atteindre à tout prix est donc de plonger le cadavre dans un milieu capable de détruire tous les miasmes au fur et à mesure qu'ils se dégagent, d'absorber et de neutraliser les liquides résultant de la décomposition, tout en laissant le corps dans des conditions telles que rien ne s'oppose à l'éventualité d'un réveil, du retour à la vie. Le moyen par lequel on atteindra ce but ne doit nuire en aucune manière à l'intégrité du cadavre et à la santé des personnes qui l'entourent; il faut qu'il puisse être employé dans la demeure même du défunt; que son application n'offre pas de grandes difficultés; qu'il ne change pas sensiblement la température ambiante; qu'il permette que de temps à autre on puisse mettre en œuvre les ressources thérapeutiques par lesquelles un médecin éclairé voudrait tenter de ramener une vie qui n'est peut-être pas encore éteinte; il faut que les substances employées ne soient pas de nature à entraver les recherches de la médecine légale, etc., etc.

« Ni le chlore, de quelque manière qu'il soit dégagé, ni les aromates ou les essences, ni le charbon, ni le tan, ni les poudres astringentes, ni les mille autres ingrédients employés tour à tour depuis des siècles, n'avaient donné une solution acceptable de ce difficile problème.

« M. Falcony l'a seul résolu par l'invention de sa mixture, composée en grande partie d'un sel neutre du sulfate de zinc. C'est une poudre blanche, d'une odeur agréable, d'un prix modique, antiméphitique à la fois et antiseptique, qui n'altère nullement les tissus organiques, qui détruit instantanément toute mauvaise odeur, qui conserve les substances animales privées de la vie, qui absorbe les produits liquides et gazeux de la décomposition cadavérique ; qui ne s'oppose ni de près ni de loin aux recherches qui pourraient avoir pour objet la constatation d'un empoisonnement antérieur; qui protége, en un mot, les vivants de toute atteinte nuisible, et ménage les éventualités du retour de la vie. L'hygiène la plus sévère, la médecine légale la plus scrupuleuse, le respect des morts le plus exagéré, les douleurs de familles les plus susceptibles, toutes les exigences, en un mot, quelles qu'elles puissent être, sont parfaitement satisfaites par l'emploi de cette bienfaisante mixture, sans qu'on puisse soulever l'ombre même d'une objection; et il ne reste plus qu'un vœu à former, c'est que son usage se répande partout, c'est qu'elle devienne comme un objet de première nécessité, c'est qu'on se fasse en quelque sorte un crime de ne pas l'employer dans tous les cas. Combien de maux redoutables seraient ainsi conjurés!

« Son emploi, d'ailleurs, est extrêmement simple. Après avoir entouré du linceul l'intérieur de la bière, on étend une couche de mixture de l'épaisseur de 5 à 6 centimètres environ, sur laquelle on pose le cadavre; ensuite on ajoute suffisamment de mixture pour remplir la bière, ayant soin de laisser le visage découvert pour tout le temps qu'on voudra conserver le corps à la maison mortuaire; enfin, lorsque la mort bien constatée ne laisse plus aucun espoir, on n'aura qu'à ramener le linceul sur le cadavre et à fermer la bière.

« Pour que le point de départ de nos conclusions fût à l'abri de toute contestation, nous avons cru indispensable de nous assurer par nous-même du degré de puissance conservatrice de la mixture Falcony. Nous avons choisi, à cet effet, le cadavre d'un homme de vingt-sept ans, mort depuis quarante-huit heures, à la suite d'une fièvre dont nous n'avons pu connaître ni la nature ni la durée. Il présentait une infiltration œdémateuse aux membres inférieurs, et la peau abdominale, un peu tendue par météorisme, était toute parsemée de taches verdâtres qui annonçaient le prochain travail de la décomposition. Il nous offrait donc l'opportunité de faire un essai plus concluant.

« Ce cadavre, placé dans une bière, et tout plongé dans la mixture conservatrice, n'exhalait, huit jours après, aucune espèce d'odeur, et ne présentait aucune trace de décomposition. Quinze jours plus tard nous constatâmes la même absence d'émanations fétides et la même intégrité de la peau. Il en fut de même au bout de trois semaines, ainsi qu'au bout d'un mois, lorsque nous décidâmes de mettre un terme à une expérience que nous avions déjà poussée beaucoup plus loin qu'il ne le fallait pour arrêter notre conviction.

« Un tel résultat, qui ne laisse rien à désirer, nous autorise à croire que, si l'hygiène peut se contenter du degré de puissance désinfectante de la mixture Falcony, la police médicale ne peut exiger davantage en fait de conservation temporaire. Et sans doute (au moins, nous l'espérons), avec la certitude de ne nuire en aucune manière à la santé publique, la loi ne tardera pas à prescrire des mesures administratives qui, sans cesser d'être aussi hygiéniques que celles actuellement en vigueur, seront en même temps plus conformes aux exigences de la morale et de l'humanité. »

A ce témoignage éclatant nous en pourrions ajouter vingt autres : celui de Victor Meunier, dont on connaît l'érudition et le dévouement aux idées utiles ; celui de M. P. Conil, qui, dans ses *Etudes historiques et comparatives sur les embaumements*, recommande notre mixture dans les termes les plus chaleureux ; ceux de *la Presse*, de la *Gazette des Hôpitaux*, de *l'Ami des Sciences*, de *la Lancette*, etc. Mais il en est un qui surpasse en autorité tous les autres, parce qu'il n'est donné que sur des preuves matérielles, scientifiques, et dont nous sommes, à bon droit, plus particulièrement fier : c'est celui du CONSEIL DE SALUBRITÉ DE LA SEINE, qui a rendu l'emploi de notre mixture obligatoire pour les cas de transport d'un corps mort.

On sait qu'un règlement de police de la ville de Paris exige que les corps qui doivent être transportés au loin soient entourés de substances propres à en empêcher la décomposition pendant le voyage, ou tout au moins capables de neutraliser les conséquences de cette décomposition. Auparavant, faute de mieux, on se contentait d'un mélange de charbon pulvérisé et de tan, mélange dont le défaut capital, au point de vue de l'hygiène, était l'insuffisance de sa faculté conservatrice. C'est à la suite d'un rapport très-favorable du Conseil de salubrité, constatant la supériorité de notre mixture, que M. le préfet de police en autorisa la substitution à l'ancienne préparation, sur laquelle elle a l'incontestable et précieux avantage de conserver plus longtemps et de désinfecter beaucoup mieux, en même temps qu'elle n'inspire aucun dégoût.

Au vote du Conseil de salubrité de Paris sont venus bientôt se joindre les suffrages de ceux des départements du Rhône et du Nord, où l'usage de notre mixture a été également prescrit.

De ces hautes approbations découlait logiquement cette conséquence, que, si notre mixture était efficace dans les cas de transport des corps morts à de grandes distances, elle devait l'être à plus forte raison sur place, et qu'elle n'était pas moins utile dans les inhumations ordinaires. C'est ce que comprit bien vite le public parisien. L'aspect, d'ailleurs, agréable de la mixture, son parfum, la facilité de l'employer, la modicité de son prix, et surtout sa faculté désinfectante bien constatée, engagèrent bientôt les particuliers à s'en servir dans tous les cas, pour éviter les inconvénients d'une trop prompte décomposition.

Il arrive souvent, en effet, que les corps, après leur mise dans le cercueil, laissent échapper des liquides ou des gaz délétères, soit lors de l'exposition à la maison mortuaire, soit lors du transport à l'église, soit enfin dans l'église même, où les exhalaisons deviennent alors insupportables. Or la mixture obvie, en réalité, à tous ces inconvénients. Aussi S. Em. le cardinal Morlot se fit-il un devoir, après huit années d'expériences, d'en proclamer les immenses avantages dans une lettre au préfet de la Seine, auquel il demandait de faire tout ce qui serait en son pouvoir pour en vulgariser l'usage.

Les recommandations du vénérable prélat et celles du premier magistrat de la Seine, jointes à l'évidence, ont porté leurs fruits. Le public, nous venons de le dire, avait de lui seul compris l'utilité pratique d'une composition qui lui permettait, sans craindre d'offenser les lois de l'hygiène, bien plus rigoureuses et moins faciles à éluder que les lois civiles, de ne se séparer que le plus tard possible de ces dépouilles qui nous sont si chères! Plus de cent mille familles, depuis 1853, ont fait usage de notre mixture, et nous croyons avoir ainsi, pour notre part, contribué à l'amélioration de la santé publique dans une mesure dont nous pouvons à bon droit nous enorgueillir.

Si beau cependant que soit ce résultat, nous avouons que notre ambition ne s'en tient point pour satisfaite. Les cent mille livraisons de mixture que nous avons faites depuis une douzaine d'années équivalent aux quatre cinquièmes des inhumations payantes. Nous ne doutons pas que l'autre cinquième ne vienne de lui-même à nous, et bientôt, sous la seule impulsion de l'exemple. Mais il restera les indigents, tous ceux aux funérailles desquels l'administration municipale est obligée de pourvoir. Eh bien, nous n'aurons de cesse que nous n'ayons obtenu que l'inhumation de ces disgraciés de la fortune soit entourée des mêmes soins, des mêmes précautions, que celle des personnes de la classe aisée.

Et qu'on n'aille pas croire qu'en cela nous obéissions à d'étroits calculs; il y va pour nous d'un intérêt plus élevé.

Qui ne sait aujourd'hui que les cimetières sont, pour les grands centres de population, un foyer permanent d'infection? Or le danger provient surtout, on n'en saurait douter, des fosses communes, où l'on entasse, sans grandes précautions, les corps des indigents. C'est donc de ce côté qu'il semblerait que doive se porter d'abord l'attention de l'autorité; et ici encore notre mixture s'offre à elle comme l'antidote le plus efficace qui se soit révélé jusqu'ici. Ses salutaires propriétés persistent en effet même au delà de l'inhumation. Employée en suffisante quantité, elle empêche la pourriture des corps et prévient cette horrible décomposition dont l'idée seule, indépendamment du danger, soulève le cœur.

A ce point de vue-là encore, notre préparation se recommande vivement à la piété des familles. Pour les âmes, et elles sont encore nombreuses, qu'un saint respect des morts pénètre vivement, qui vont souvent se recueillir et épancher leur douleur sur la tombe des personnes aimées, n'est-ce pas une pensée désespérante que la pensée de cette affreuse dissolution, de cette infection nauséabonde, de cette pourriture et de ces vers qui ont envahi des restes si chers! Ne serait-ce pas pour elles une consolation grande que de savoir que le travail désastreux de la tombe s'achève sans toutes ces horreurs, que le corps de leur père, de leur frère, de leur époux, de leur épouse, de leur ami, se transforme lentement en poussière, et arrive à se confondre avec la terre dont il sortait, sans rien qui révolte l'imagination et le souvenir? Or, cette consolation grande, chacun pourra se la procurer désormais; il suffira d'enfermer avec le cadavre, dans la bière, une quantité suffisante de mixture.

Mais, nous le répétons, il s'agit de plus que cela: il s'agit d'un intérêt de premier ordre. Si l'emploi de notre mixture devenait la règle générale, les cimetières ne seraient plus, comme ils le sont trop souvent, des foyers d'émanations fétides; l'hygiène publique, nous dirons même la conscience publique, auraient triomphé d'un abus déplorable.

Ce que nous demandons pour les grandes villes, nous le demandons également pour les campagnes. Nous voudrions qu'il y eût dans chaque commune un dépôt, proportionné à la population, de notre composition, de cette « bienfaisante mixture qui satisfait si complétement à toutes les exigences, suivant un témoignage que nous citions tout à l'heure, que ce serait en quelque sorte un crime de ne pas l'employer dans tous les cas. » Si l'infection est moins à redouter dans les villages, le danger des inhumations précipitées y est plus fréquent, par les raisons que M. Tourangin rappelait si éloquemment au Sénat. Or, ce danger disparaîtrait le jour où le médecin chargé de la constatation des décès pourrait prescrire l'emploi de notre mixture, et ainsi faire surseoir sans le moindre inconvénient à l'inhumation, jusqu'à ce qu'il ne fût plus possible de douter de la réalité de la mort.

Ajoutons que la dépense serait des plus minimes. Nous avons abaissé autant qu'il nous a été possible le prix de notre mixture, afin qu'elle fût à la portée du plus grand nombre. Il ne dépendra pas de nous de faire davantage encore, de la mettre à la portée du plus pauvre, ou, tout au moins, d'arriver à ce résultat, que la commune la moins riche puisse prendre sur elle cette modique dépense pour ceux de ses membres qui seraient absolument dénués de ressources. Mais, pour cela, il nous faut le concours de l'autorité. Nous aimons à penser qu'il ne nous fera pas défaut, après la mémorable discussion du 27 février 1866, après le renvoi que le Sénat a fait de la question au ministre de l'intérieur pour qu'il la fasse étudier, pour qu'on cherche s'il n'y aurait pas quelque moyen pratique de prévenir les épouvantables accidents dont on a cité tant d'exemples.

Oui, il est permis d'espérer que nous touchons à une époque de progrès bienfaisant, où les administrations, par l'autorité des exemples et des conseils, par des prescriptions légitimes s'il en fut jamais, feront entrer dans les habitudes des populations l'usage universel des poudres désinfectantes; où les règlements des inhumations seront modifiés de manière à permettre à toutes les classes de la société de ne procéder à l'enterrement des morts que lorsque tout espoir de vie sera absolument dissipé. Combien de maux redoutables seraient ainsi conjurés! répéterons-nous après le savant docteur que nous citions tout à l'heure.

On connaît maintenant notre mixture et ses merveilleuses propriétés, et l'on sera forcé de convenir, avec le docteur Luppi, que « la police médicale ne saurait exiger davantage en fait de conservation temporaire. »

Cependant la douleur, l'amitié, l'amour, la vénération, la reconnaissance, peuvent demander davantage encore; il est des âmes délicates que l'idée de la décomposition, même tardive, des restes de ceux que l'on a aimés, attriste et révolte.

Contre ces ravages de la mort, il n'y a qu'une ressource, l'*embaumement*, et, pour ce cas encore, nous sommes heureux de pouvoir offrir aux familles une méthode aussi supérieure à celles pratiquées jusqu'ici que notre mixture l'est aux dégoûtantes préparations qu'elle a remplacées.

Nous n'ignorons pas le peu de cas que l'on fait, en général, des embaumeurs; nous savons que l'on est porté à regarder l'embaumement comme une opération empirique, comme un leurre, comme une simple satisfaction donnée à la douleur ou à l'amour-propre. Ces considérations ne nous ont point arrêté.

Les préventions du public contre l'embaumement tiennent à des causes étrangères à l'embaumement lui-même, et que M. Conil a parfaitement définies. Voici ce qu'on lit dans les *Etudes historiques et comparatives sur les embaumements*, pages 48 et 49 :

« A qui faut-il confier un embaumement? Non-seulement à l'homme de science qui a fait une étude sérieuse et approfondie de son art, mais encore à celui dont la méthode aura été reconnue la meilleure. Tous les jours, hélas! ne voyons-nous pas des pharmciens, des hommes obscurs, éloignés autant qu'il est possible de la science que nous étudions, s'introduire dans une famille, et ne pas craindre d'embaumer un corps, bien qu'ils soient convaincus d'avance de l'inefficacité préservatrice de leurs solutions? Rien, en effet, ne constate que leur préparation garantisse le corps d'une décomposition plus ou moins prompte, au contraire!

« Quel nom donner à un pareil acte, à un pareil abus de confiance? Nous nous sommes souvent étonné que l'administration générale ne soit point intervenue dans une question qui intéresse à un si haut point l'ordre public, et que l'art de l'embaumement soit resté abandonné jusqu'ici à tous les empiriques qui ont voulu l'exploiter.

« S'il ne s'agit pas de la vie d'un homme, il s'agit d'un sentiment tout aussi respectable que celui qui porte les familles à entourer un malade des soins de nos docteurs les plus éclairés. Quoi! la douleur des parents les ferait se résoudre à des sacrifices pour que des restes mortels fussent à l'abri de la corruption, et un charlatan, un inconnu, viendrait les tromper en leur donnant comme infaillibles des préparations qui ne procureront souvent qu'une conservation très-temporaire!

« Des savants, à divers titres, ont embaumé ; mais avaient-ils justifié être à même de satisfaire au but qu'ils se proposaient?

« Notre brochure le dit : Non, pas un!

« Mieux encore, des hommes, réputés possesseurs de secrets assurant l'incorruptibilité, ont vu leurs systèmes condamnés par les corps savants, renversés par les rapports des princes de la chimie. Eh bien, on les charge encore, par ignorance, de ce pieux et dernier devoir!

« Il est temps d'élever la voix pour prévenir les familles de l'erreur où elles peuvent tomber.

« Pourquoi la police elle-même n'exigerait-elle pas que l'embaumement ne fût pratiqué que par ceux qui auraient, au préalable, justifié de l'efficacité de leurs moyens de conservation? — Il y a dans plusieurs pays des lois prescrivant que le corps de toute personne morte à l'étranger ne pourra être ramené dans sa patrie s'il n'est certifié qu'il a été embaumé. C'est là un point délicat de la question, où il importerait surtout que la police exerçât sa surveillance.

« Qui donc, en effet, certifie cet embaumement? Celui qui a procédé à l'opération? Mais c'est une garantie dérisoire! Où est la sanction de la bonté d'un procédé, si ce n'est dans une série de longues expériences certifiées par les corps savants, et dans la vue des sujets conservés par les diverses méthodes?

« Où donc est la sanction de la plupart des certificats d'embaumement délivrés chaque jour? On ne la trouvera certes pas dans le compte-rendu de nos séances académiques. Quelle garantie offriront-ils donc, non-seulement qu'une opération a été faite d'après les principes de la science, mais encore que le liquide employé assure une parfaite conservation?... »

Ces observations sont on ne peut plus justes. La question des embaumements intéresse vivement la religion des familles; elle demande, par conséquent, qu'on la traite sérieusement. C'est ainsi que nous l'avons, pour notre compte, envisagée, et nous espérons que l'on ne nous accusera point d'immodestie si, dans l'intérêt général, nous nous croyons autorisé à rappeler au public les résulats de nos travaux.

Nous avons fait de l'art de conserver les substances animales une étude approfondie. Après de longs travaux, nous avons réussi à trouver une préparation infiniment supérieure à tout ce qui avait existé jusqu'ici; nous l'avons expérimentée en Italie, en France, en Angleterre, toujours avec un plein succès. Nous possédons de longs rapports de Sociétés savantes constatant la complète conservation de tous les corps, de tous les membres, de toutes les substances qui nous ont été confiées. Les journaux, les comptes rendus des Académies, ont, à plusieurs reprises, parlé de notre méthode avec le plus grand éloge. Le savant professeur de chimie à la Faculté des Sciences de Rennes, notamment, M. Malaguti, dans ses *Leçons de Chimie*, tom. II, p. 473, la mentionne de la façon la plus flatteuse; les auteurs du *Dictionnaire de Médecine et Chirurgie*, Nisten, Robin et Littré, ne lui sont pas moins favorables :

« Enfin, disent-ils, il y a encore le liquide trouvé par M. Falcony, dont le sulfate de zinc forme la base, et sur lequel les professeurs d'académie et les chirurgiens de Gênes ont fait un rapport disant : 1° que le liquide Falcony est un moyen précieux pour conserver les pièces anatomiques : sa transparence et son peu de volatilisation le rendent préférable à l'alcool, qui est le plus souvent employé ; 2° que ce même liquide est éminemment supérieur aux autres pour conserver les grosses pièces anatomiques ou LES CADAVRES ENTIERS; son inaltérabilité, même sous l'action du soleil ou de l'air, son emploi pour empêcher la décomposition dans les tissus mis à découvert, sa qualité remarquable de ne pas attaquer les instruments de chirurgie, même immergés dans la solution, et son avantage de renforcer les tissus, le rendant de beaucoup préférable aux autres préparations. »

C'est également à proclamer la supériorité infinie de notre méthode qu'aboutissent les *Études comparatives* de M. Conil *sur les embaumements*, et nous pourrions encore citer en sa faveur les nombreuses expériences faites dans les hôpitaux de Londres dans le courant de l'année 1858, et dont tous les grands journaux ont rendu compte, aussi bien que celles faites, à Paris, à l'Ecole pratique et à l'Ecole des Beaux-Arts.

Scientifiquement donc, notre système a obtenu l'approbation de ceux qui seuls sont compétents dans la matière.

Et ce n'est pas sur des expériences de quelques semaines ou de quelques années que nous prétendons établir sa supériorité. Nous en pouvons donner une preuve telle assurément qu'aucun autre système n'en saurait produire une aussi concluante.

En 1851, nous avons embaumé à Gênes deux cadavres pour le cabinet d'anatomie de l'Université de cette ville. C'était alors le professeur Tomati qui occupait la chaire d'anatomie, et le docteur Minaglia qui était directeur et conservateur du cabinet anatomique. Ces deux corps sont encore là dans leur état primitif, et le professeur Ageno, le directeur actuel, nous en a délivré un certificat, que nous avons fait authentiquer et légaliser par les autorités de la ville, et viser par le consul général de France à Gênes.

Après un pareil résultat, comment pourrait-on douter encore de l'efficacité de notre méthode?...

La confiance que nous a témoignée le Gouvernement impérial en nous chargeant de l'embaumement des trois ministres morts dans l'exercice de leurs fonctions, depuis l'établissement de l'Empire, est un autre genre de témoignage que nous sommes encore heureux et fier de pouvoir invoquer.

C'est déterminé par ces preuves et ces témoignages

que le public en est venu à donner à notre système la préférence sur tous ceux usités auparavant.

Quelques personnes cependant pourraient être retenues par la crainte que l'opération de l'embaumement n'éteignît la vie latente qui pourrait encore animer le corps : il nous reste à démontrer que notre manière d'opérer offre toute garantie à ce sujet ; nous dirons plus : elle amènerait infailliblement, le cas échéant, la manifestation de cette vie latente.

En effet, avant de toucher le corps avec un instrument quelconque, nous procédons à l'inspection la plus minutieuse : assuré de l'existence des signes apparents de la mort, nous opérons dans la région de la carotide, sans léser aucun vaisseau, une petite incision qui a pour effet de mettre l'artère à découvert. Si le plus léger souffle de vie existait encore, nous le découvririons à cet instant, et la petite incision par nous produite ne saurait, en aucun cas, avoir de conséquences dangereuses, ne ressemblant en rien à ces plaies cruelles infligées à cette jeune femme dont l'honorable M. Tourangin fut amené à parler dans la discussion du Sénat.

Quand nous sommes bien convaincu de la mort réelle, nous opérons — avec un appareil par nous inventé et que d'autres ont cherché à coiper, — sans la moindre mutilation, sans extraction aucune, sans même découvrir le corps, respectant ainsi la susceptibilité la plus ombrageuse, entourant la mort de ce religieux respect qui est dans nos mœurs, dans nos croyances.

Ainsi, simplicité, innocuité, infaillibilité, tels sont les caractères incontestables et incontestés de notre système d'embaumement.

Nous nous résumons.

Une triste expérience a prouvé la fréquence des morts apparentes et montré le danger des inhumations précipitées : nous offrons, contre ces redoutables éventualités qu'a fait si cruellement ressortir la discussion du Sénat, un préservatif souverain, d'un emploi facile, à la portée de tous, et qui a pour lui la sanction de quinze années d'expériences.

Des âmes sensibles se révoltent à la pensée d'une horrible décomposition : nous offrons à leur piété un moyen infaillible de ravir à la destruction ces restes inanimés, *ces chères dépouilles, qui sont la dernière et suprême image des affections perdues!!*

Nous avons ainsi donné satisfaction à la fois à une nécessité impérieuse et à un sentiment éminemment respectable, et répondu, dans la mesure de nos forces, à l'appel fait à la science par le premier corps de l'État.

A l'autorité à faire le reste.

M. FALCONY,

Paris, 14, boulevard de Clichy.

Juillet, 1866.

3048 — Paris, imprimerie JOUAUST, 338, rue Saint-Honoré.

www.ingramcontent.com/pod-product-compliance
Ingram Content Group UK Ltd.
Pitfield, Milton Keynes, MK11 3LW, UK
UKHW020516180726
13839UKWH00005B/2119

9 782329 482675